BEI GRIN MACHT SICH IHR WISSEN BEZAHLT

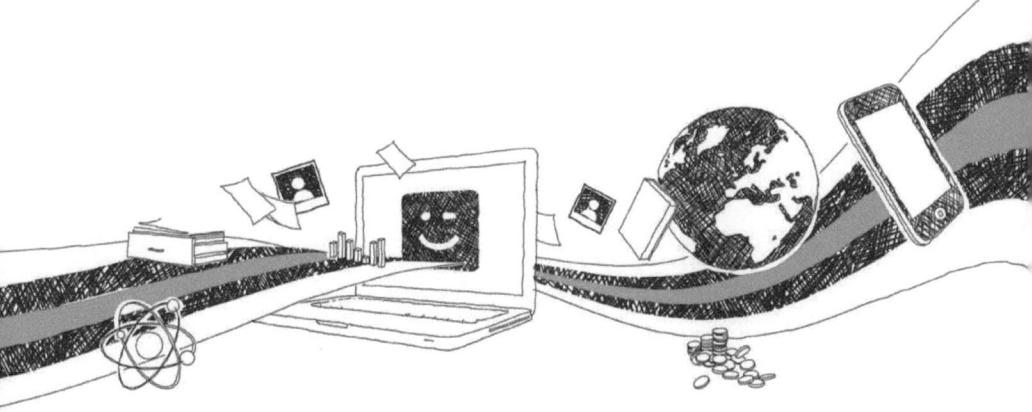

- Wir veröffentlichen Ihre Hausarbeit,
  Bachelor- und Masterarbeit

- Ihr eigenes eBook und Buch -
  weltweit in allen wichtigen Shops

- Verdienen Sie an jedem Verkauf

Jetzt bei www.GRIN.com hochladen
und kostenlos publizieren

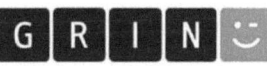

Sadik Altindal

Die Balanced Scorecard als Controllinginstrument von Krankenkassen

GRIN Verlag

Bibliografische Information der Deutschen Nationalbibliothek:

Die Deutsche Bibliothek verzeichnet diese Publikation in der Deutschen National-
bibliografie; detaillierte bibliografische Daten sind im Internet über http://dnb.d-
nb.de/ abrufbar.

Dieses Werk sowie alle darin enthaltenen einzelnen Beiträge und Abbildungen
sind urheberrechtlich geschützt. Jede Verwertung, die nicht ausdrücklich vom
Urheberrechtsschutz zugelassen ist, bedarf der vorherigen Zustimmung des Verla-
ges. Das gilt insbesondere für Vervielfältigungen, Bearbeitungen, Übersetzungen,
Mikroverfilmungen, Auswertungen durch Datenbanken und für die Einspeicherung
und Verarbeitung in elektronische Systeme. Alle Rechte, auch die des auszugsweisen
Nachdrucks, der fotomechanischen Wiedergabe (einschließlich Mikrokopie) sowie
der Auswertung durch Datenbanken oder ähnliche Einrichtungen, vorbehalten.

Impressum:

Copyright © 2007 GRIN Verlag GmbH
Druck und Bindung: Books on Demand GmbH, Norderstedt Germany
ISBN: 978-3-640-21906-3

Dieses Buch bei GRIN:

http://www.grin.com/de/e-book/114719/die-balanced-scorecard-als-controllingin-
strument-von-krankenkassen

GRIN - Your knowledge has value

Der GRIN Verlag publiziert seit 1998 wissenschaftliche Arbeiten von Studenten, Hochschullehrern und anderen Akademikern als eBook und gedrucktes Buch. Die Verlagswebsite www.grin.com ist die ideale Plattform zur Veröffentlichung von Hausarbeiten, Abschlussarbeiten, wissenschaftlichen Aufsätzen, Dissertationen und Fachbüchern.

Besuchen Sie uns im Internet:

http://www.grin.com/

http://www.facebook.com/grincom

http://www.twitter.com/grin_com

Die Balanced Scorecard als Controllinginstrument von

Krankenkassen

II Inhaltsverzeichnis

III Abkürzungsverzeichnis

AOK	Allgemeine Ortskrankenkasse
BKK	Betriebskrankenkasse
Bsp.	Beispiel
Bspw.	beispielsweise
bzw.	beziehungsweise
f	folgende
ff	fort folgende
FH BS/WF	Fachhochschule Braunschweig / Wolfenbüttel
GKV	Gesetzliche Krankenversicherung
GSG	Gesundheitsstrukturgesetz
GuV	Gewinn und Verlust
IT	Informationstechnologie
mgl.	möglicher
ROI	Return of Investment
SGB	Sozialgesetzbuch
u.a.	unter anderem
US	United States (Vereinigte Staaten)
usw.	und so weiter
v.a.	vor allem
vgl.	vergleiche
z.B.	zum Beispiel
z.T.	zum Teil

IV Abbildung- und Tabellenverzeichnis

1 Einleitung

Das Thema dieses Referates lautet:

„Die Balanced Scorecard als Controllinginstriment von Krankenkassen".

Der Wettbewerb innerhalb der Gesetzlichen Krankenversicherung (im Weiteren GKV genannt) ist in den letzten Jahren stärker geworden. Seit 1996, das Jahr in dem das freie Krankenkassenwahlrecht eingeführt wurde, gelten z. T. die Gesetze des freien Marktes. Die Krankenkassen müssen auf die wechselnden Marktbedingungen schnell reagieren können, um wettbewerbsfähig zu bleiben. Bei der Umsetzung dieses Zieles ist das strategische Controlling von Bedeutung.

Strategisches Controlling bedeutet die Wahrnehmung der Controllingaufgaben zur Unterstützung der strategischen Führung der Unternehmung.[1] Das strategische Controlling, welches wirksam ist, initiiert somit ein organisationsweites Kommunikations-, Lern- und Entwicklungsprozess, der es ermöglicht, dass sämtliche Mitarbeiter ihr Wissen und ihre Potentiale für die Organisation ausschöpfen und einen Beitrag zur Erreichung der strategischen Ziele sowie zur wirksamen Kontrolle der Strategie leisten können.[2]

Die Balanced Scorecard (im Folgenden BSC genannt) von Kaplan und Norton ist ein Managementinstrument, das zum strategischen Controlling gehört.

Natürlich gibt es Unterschiede zwischen privatwirtschaftlichen Unternehmen und öffentlichen Verwaltungen. Krankenkassen sind Körperschaften des öffentlichen Rechts. Somit haben sie auch auf die Gestaltung durch politische Rahmenbedingungen zu achten.

Dieses Referat hat das Ziel zu erklären, ob und inwiefern die BSC in der GKV eingesetzt werden kann.

Die Arbeit besteht aus vier Kapiteln.

Das erste Kapitel beinhaltet die Einleitung.

Im zweiten Kapitel wird die BSC als Controllinginstrument vorgestellt.

Dabei werden auf folgende Punkte eingegangen:

---

[1] vgl. Horvath (2001); Seite 239
[2] vgl. Scherer/ Alt (2002); Seite 4

5

1.) Grundkonzept

2.) Inhalt und Aufbau

3.) Ziele und Perspektiven

4.) Ursache- und Wirkungsbeziehungen

5.) Kennzahlen und Leistungstreiber

Im dritten Kapitel wird dann beschrieben, wie die BSC in der GKV zum Einsatz kommen kann.

Im vierten Kapitel folgt dann das Fazit, wo die Ergebnisse zusammengefasst sind.

2 Die BSC als Kennzahlensystem des Controllings

2.1 Historie und Grundkonzept der BSC

Anfang der 90'er Jahre des 20. Jahrhunderts wurde die BSC in einem Forschungsprojekt von 12 US-amerikanischen Unternehmen unter der Führung von Robert S. Kaplan (Professor of Accounting in der Harvard Business School) und David P. Norton (Präsident und Gründer der Consulting Firma Renaissance Solutions) entwickelt. Die BSC kann als „ausbalancierte" oder „ausgeglichene Kennzahlentafel" übersetzt werden.[3]

Bisherige Kennzahlensysteme bezogen sich zumeist auf finanzielle Größen im Unternehmen. Das führt jedoch nur zu einer einseitigen Betrachtung. Es stellt den finanziellen Wert einzelner Posten des materiellen Vermögens dar (z.B. Grundstücke, Gebäude, Inventar usw.). Zudem zeigt es den vergangenheitsbezogenen Erfolg. Ein in die Zukunft gerichteter Blick, welche Potentiale (bspw. Einsatz der Mitarbeiter, Aufbau von Geschäftsbeziehungen) genutzt werden können, ist in diesen Systemen nicht gegeben.

Außerdem sind die modernen Managementsysteme nicht übersichtlich, da das Wichtige vom Unwichtigen aufgrund der Fülle von Kennzahlen nicht mehr zu unterscheiden ist.[4]

---

[3] vgl. Bernhard/ Hoffschröer (2003); Seite 22
[4] vgl. Friedag/ Schmidt (2002); Seite 20

Die BSC ist eine spezielle Art der Konkretisierung, Darstellung und Verfolgung von Strategien. Sie beabsichtigt die Umsetzungswahrscheinlichkeit von Strategien zu erhöhen und das Wertschöpfungspotential eines Unternehmens adäquat zu beurteilen.[5]

Die BSC berücksichtigt daher zusätzliche Schlüsselfaktoren wie Kunden- und Mitarbeiterorientierung. Mission, Vision und Strategie werden in ein übersichtliches System zur Leistungs- und Erfolgsmessung übersetzt. Damit soll das Unternehmen, ausgerichtet an der Strategie, gesteuert werden.[6]

2.2 Inhalt und Aufbau der BSC

Wichtig für die BSC ist die Mission, Vision und die Strategie des Unternehmens. Diese müssen zunächst klar definiert werden.[7]

Mit der Mission (Leitziel) wird das ausgedrückt, wie sich das Unternehmen darstellt und wie es gesehen werden möchte.

Die Vision (Leitbild) stellt ein konkretes Bild einer realisierbaren Zukunft des eigenen Unternehmens dar.

Die Unternehmensstrategie stellt im Endeffekt fest, auf welchem Wege die festgelegte Mission und Vision erreicht werden kann.[8]

Die BSC soll die abstrakten Vorgaben der Unternehmensstrategie und –vision in konkrete Handlungsorientierungen übersetzen. Eine Operationalisierung von Vision und Strategie muss erfolgen.[9]

Die BSC dient also dazu, bei der Strategieumsetzung zu helfen.

Ausgehend von der Mission, Vision und der Strategie wurde von Kaplan und Norton vier Perspektiven bzw. Zielfelder vorgeschlagen. Dieses wird anhand folgenden Schaubildes dargestellt:

---

[5] vgl. Gaiser/ Greiner (2002); Seite 199
[6] vgl. Müller (2005); Seite 18
[7] vgl. Friedag/ Schmidt (2004); Seite 30
[8] vgl. Friedag/ Schmidt (2002); Seite 22
[9] vgl. Scherer/Alt (2002); Seite 13

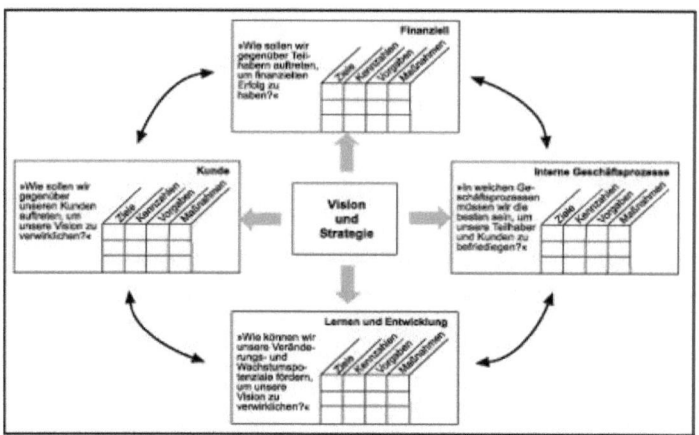

Abb. 1.: Die Balanced Scorecard nach Kaplan und Norton[10]

Anhand dieses Schaubildes wird klar, dass die Grundlage einer BSC die Vision und die Strategie des Unternehmens ist. Ohne diese Elemente ist eine BSC nicht möglich. Anhand der der 4 Perspektiven/ Zielfelder, die den Rahmen der BSC bilden, wird die Strategie herausgearbeitet. Kaplan und Norton wählten folgende Perspektiven bzw. Zielfelder:

- Finanzziele
- Kundenziele
- Lernen und Entwicklung (auch Potenzialziele genannt)
- Interne Geschäftsprozesse (auch Prozessziele genannt)

2.3 Zielfelder in der BSC

2.3.1 Finanzziele

Die Finanzziele lassen sich am besten über den wirtschaftlichen Erfolg der Unternehmung bestimmen und messen. Anhand dieser Strategie lässt sich feststellen, ob der Einsatz der Strategie zur Ergebnisverbesserung beiträgt. Es ist aber zu beachten, dass sich die Unternehmensführung von der einseitig kurzfristig orientierten finanzwirtschaftlichen Sichtweise lösen sollte und auf Kennzeichen Wert legen sollte, die stra-

---

[10] vgl. Kaplan/ Norton (1997); Seite 9

tegischen Gewicht besitzen, denn langfristige Wertsteigerung ist nur mit Hilfe von anderen Perspektiven wie Mitarbeiterzufriedenheit sowie Innovation und Wachstum zu erreichen.[11]

Klassische Finanzziele sind Umsatz, EBIT (Earnings Before Interest and Tax), Jahresüberschuss usw. Bei Non-Profit-Organisationen kann das Budgetziel genannt werden.[12]

2.3.2 Kundenziele

In dieser Perspektive stehen der Kunde und der Markt im Vordergrund. Kunden- und Marktsegmente, die wichtig sind, sollen fokussiert werden und zur Abgrenzung zur Konkurrenz dienen. Für die identifizierten Kunden- und Marktsegmente sollen Kennzahlen, Zielvorgaben und Maßnahmen entwickelt werden.[13]

Hier stehen die Wünsche und Bedürfnisse des Kunden im Mittelpunkt. Davor muss entschieden werden, welche Gruppe bzw. Gruppen angesprochen werden sollen und wie deren Bedürfnisse sind. Dementsprechend werden dann Produkte und Dienstleistungen angeboten, die sich an den Kundenzielen ausrichten; dabei wird nicht jeder Kundenwunsch betrachtet, sondern nur die, die kaufentscheidend sind.[14]

Durch das passende Angebot stellt das Unternehmen eine Identifikation zum Kunden dar und es erreicht eine höhere Kundenzufriedenheit und –bindung.

Wichtige Kennzahlen in diem Bereich sind:[15]

a. Spätindikatoren

   1. Kundenzufriedenheit

   2. Kundentreue

   3. Neukundenakquisition

   4. Kundenrentabilität

   5. Marktanteil

---

[11] vgl. Müller (2005); Seite 123 ff.
[12] vgl. Greischel (2003); Seite 7
[13] vgl. Kaplan/ Norton (1997); Seite 62 ff.
[14] vgl. Greischel (2003); Seite 7/8
[15] vgl. Friedag/ Schmidt (2002); Seite 113 ff.

b. Frühindikatoren
   1. Produkt- und Serviceeigenschaften
   2. Kundenbeziehungen
   3. Image und Reputation

2.3.3 Interne Geschäftsprozesse

In diesem Punkt gilt es, dass das Unternehmen sich intern so organi-
siert, dass es die Kundenziele weitgehend erfüllt.[16]

Damit wird beabsichtigt, dass das Unternehmen sich danach strukturiert, dass es die Wünsche der Kunden besser als zuvor und auch besser als die Konkurrenz befriedigt. Hierbei spielen die Faktoren Mitarbei-
terqualifikation und –motivation eine große Rolle.[17]

Außerdem sind die einzelnen Prozesse im Unternehmen aufeinander
abzustimmen. Als besonders hilfreich in diesem Fall ist die Darstellung
der Wertschöpfungskette.[18]

2.3.4 Lernen und Entwicklung

In dieser Phase geht es darum, Ziele und Kennzahlen zu definieren, die
die Voraussetzung markieren, damit die Organisation jede Chance zur
Verbesserung nutzt. Dadurch soll der Leistungserstellungsprozess dy-
namisiert werden.[19]

Hiermit wird ausgedrückt, dass versucht wird, das Lernen und den
Wachstum des Unternehmens zu fördern. Hierfür müssen ebenfalls
Ziele und Messgrößen herausgearbeitet werden. Die Investition in die
Zukunft ist nach Kaplan und Norton besonders wichtig. Drei Hauptkom-
ponenten werden hierbei unterschieden:[20]

   1. Qualifizierung der Mitarbeiter
   2. Leistungsfähigkeit des Informationssystems (Infrastruktur)
   3. Motivation und Zielausrichtung von Mitarbeitern

---

[16] vgl. Greischel (2003); Seite 8
[17] vgl. Müller (2005); Seite 115 ff.
[18] vgl. Weber/ Schäffer (2006); Seite 185
[19] vgl. Scherer/Alt (2002); Seite 14
[20] vgl. Kaplan/ Norton (1996); Seite 24 ff.

Bildet ein Unternehmen seine Mitarbeiter aus und schafft es dann, dieses Wissen für die strategische Ausrichtung zu nutzen, so sind dies Erfolgsfaktoren um einen langfristigen Wettbewerbsvorteil zu erlangen. Qualifizierte Mitarbeiter können auch besser ins Unternehmen eingebunden werden und ermöglichen eine Produktivitätssteigerung, schnellere Reaktionsfähigkeit, höhere Qualität und besseren Kundenservice. Qualifizierte Mitarbeiter sind auch motivierter und zufriedener. Diese Motivation und Zufriedenheit wirkt sich dann auch auf die Kundenzufriedenheit aus.[21]

Durch die Investition in die Infrastruktur findet ebenfalls eine Unterstützung des Mitarbeiters statt. Er kann genauere Informationen über den Kunden einholen und ihn dadurch besser bei der Erfüllung seiner Wünsche agieren.[22]

Wichtige Kennzahlen in diem Bereich sind:[23]

a. Spätindikatoren

   1. Mitarbeiterzufriedenheit

   2. Mitarbeitertreue

   3. Mitarbeiterproduktivität

b. Frühindikatoren

   1. Mitarbeiterfortbildung

   2. Mitarbeitermotivation

   3. informelle Infrastruktur

2.4 Die Ursache-Wirkungskette

In diesem Kapitel werden die Unternehmensabläufe dargestellt mit denen die Unternehmensstrategie umgesetzt wird. Dies wird mit Hilfe folgender Darstellung veranschaulicht:

---

[21] vgl. Müller (2005); Seite 104 ff.
[22] vgl. Friedag/ Schmidt (2002), Seite 174/175
[23] vgl. Friedag/ Schmidt (2002); Seite 163 ff.

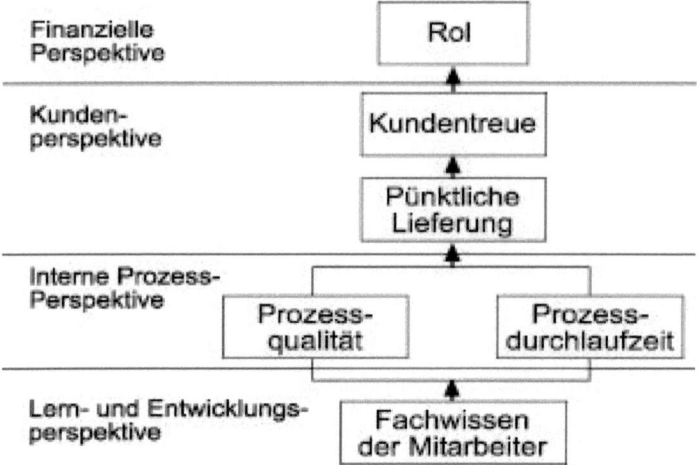

Abb. 2.: Die Ursache-Wirkungskette nach Kaplan und Norton [24]

Hier wird dargestellt, wie die vier Perspektiven miteinander verbunden sind.

Optimierung des Fachwissens der Mitarbeiter fördert die Produktqualität und dessen Dauer zur Fertigstellung. Dies wiederum führt zur rechtzeitigen Lieferung des Produktes und somit zur Kundenzufriedenheit. Kundenzufriedenheit hat wesentlichen Einfluss auf die Kundentreue. Dadurch werden die Geschäftsbeziehungen gefestigt, was zum positiven finanziellen Ergebnis führt.

Es ist also festzustellen, dass die Finanzziele die wichtigsten Ziele im Unternehmen sind. Die übrigen 3 Ziele bzw. Perspektiven (Mitarbeiter-, Prozess- und Kundenperspektive) haben somit instrumentellen Charakter und sollen die Erfüllung der Finanzziele in Zukunft sicherstellen. [25]

2.5 Kennzahlen und Leistungstreiber

Neben den verschiedenen Perspektiven, Zielen und deren Beziehungen zueinander sind Kennzahlen, die bereits in den Kapiteln 2.3.1 bis 2.3.4 genannt worden sind, von wichtiger Bedeutung. Denn messbare

---

[24] vgl. Kaplan/ Norton (1997); Seite 29
[25] vgl. Greischel (2003); Seite 12

Größen erlauben es der Führungskraft, die Organisation effizient zu führen. Der Geführte wiederum kann damit seine eigene Leistung besser einschätzen und auch, bei Bedarf, verbessern.[26]

Traditionell konzentrieren sich die Kennzahlen, die durch Wirtschaftswissenschaftler erarbeitet und entwickelt wurden, auf die Kalkulation von Preisen, die Ermittlung und Zuordnung von Kosten und die Bestimmung von finanzwirtschaftlicher Parameter. Diese werden als monetäre Größen bezeichnet.

Es gibt jedoch auch nichtmonetäre Größen, die entwickelt worden sind und in den letzten Jahren an Bedeutung gewonnen haben. Der Grund liegt darin, dass sich die wirtschaftlichen Rahmenbedingungen geändert haben (Entwicklung vom Verkäufer- zum Käufermarkt). Außerdem wurde festgestellt, dass der Kunde ein komplexes Gebilde ist und das mehrere Aspekte beachtet werden müssen, um den Kunden langfristig an sich zu binden. Kundenzufriedenheit hat nicht automatisch Kundentreue zur Folge. Eine branchenübergreifende Studie hat festgestellt, dass 65-85 % der Kunden, die sich einen neuen Anbieter suchten, mit dem alten Anbieter zufrieden oder sehr zufrieden waren. Für eine dauerhafte Kundenbindung ist Kundenzufriedenheit wichtig, aber hinzukommen weitere Indikatoren wie z.B. „Kundenanteil" und „Kundenopfer". [27]

Kennzahlen können zudem als Früh- und Spätindikator unterteilt werden. Spätindikatoren sind Daten, die am Ende von betriebswirtschaftlichen Prozessen gewonnen werden (Bsp.: GuV, Bilanz usw.). Mit denen können zwar Lehren für die Zukunft gezogen werden, dennoch blicken sie auf die Vergangenheit zurück.

Frühindikatoren beziehen sich auf die frühen Phasen bzw. den Beginn eines Prozesses. Die Prozesse sind also noch nicht abgeschlossen. Die zukünftigen Ergebnisse sind in diesem Fall noch beeinflussbar.[28]

Diese Frühindikatoren nennt man auch Leistungstreiber. Eine BSC sollte eine ausgewogene Mischung aus Leistungstreibern und Ergebniskennzahlen sein.[29]

---

[26] vgl. Greischel (2003); Seite 14
[27] vgl. Friedag/ Schmidt (2002), Seite 32
[28] vgl. Friedag/ Schmidt (2002), Seite 42/43

Wichtig in einer BSC ist auch, dass der Überblick nicht abhanden kommt. Daher wird empfohlen, die Anzahl der Messgrößen zu beschränken. Da eine Vielzahl von Kennzahlen vorhanden ist, ist eine starke Selektion notwendig.[30]

3 Der Einsatz der BSC in der GKV

3.1 Situationsanalyse der GKV

Nachdem die BSC vorgestellt wurde, soll nun ermittelt werden, wie dieses Controllinginstrument in der GKV eingesetzt werden kann. Um dies darzustellen zu können, wird zunächst einmal die Situation der GKV kurz dargestellt.

Die GKV ist ein Zweig der Sozialversicherung. Es geht auf die Bismarck'sche Sozialgesetzgebung aus dem Jahre 1883 zurück.[31]

Träger der gesetzlichen Krankenversicherung sind die Krankenkassen. Sie sind rechtsfähige Körperschaften des öffentlichen Rechts mit Selbstverwaltung (vgl. § 4 Abs. 1 SGB V). Sie haben die Aufgabe, ihre Versicherten mit Gesundheitsleistungen zu versorgen (vgl. § 2 SGB V).

Die Krankenkassen sind wie folgt gegliedert:

Allgemeine Ortskrankenkassen, Betriebskrankenkassen, Innungskrankenkassen, die See-Krankenkasse, Landwirtschaftliche Krankenkasse, Ersatzkassen und die Knappschaft (vgl. § 4 Abs. 2 SGB V).

Lange Zeit fand in der GKV kein Wettbewerb statt. Dies änderte sich v.a. mit dem Gesundheitsstrukturgesetz (GSG) aus dem Jahre 1993. Dieses Gesetz führte zur weitgehend freien Wahl der Krankenkasse ab 1996 (vgl. § 173 Abs. 2 SGB V). Somit entstand ein Werben um die Mitglieder, da diese selbst entscheiden konnten, wo sie versichert sein wollen. Eine einfache Zuteilung in die einzelne Krankenkasse war nicht mehr möglich.

---

[29] vgl. Romeike (2003); Seite 59
[30] vgl. Weber/ Schäffer (2006); Seite 186
[31] Vgl. www.g-k-v.com; Internet

Um in diesem Wettbewerb erfolgreich sein zu können, ist eine klare Marktstrategie notwendig, um den immer besser informierten und anspruchsvoller werdenden Kunden zufrieden zu stellen.

Die ausschließliche Betrachtung der finanziellen Werte im Unternehmen reicht nicht mehr aus. Es sind auch die nichtmonetären Aspekte wie Qualifikation der Mitarbeiter, Kundenzufriedenheit und Kundentreue zu beachten. Um diese verschiedenen Aspekte besser zu betrachten und beurteilen zu können, kann der Einsatz der BSC in den Krankenkassen sinnvoll sein. Diese Möglichkeit wird im folgenden Kapitel untersucht.

3.2 Die BSC als Controllinginstrument in Krankenkassen

Wie bereits im zweiten Kapitel festgestellt wurde, werden in der BSC zunächst einmal die Mission und die Vision festgelegt.

Dies ist auch in der Krankenkasse möglich. Mittlerweile hat jede Krankenkasse eine eigenes Leitziel und ein Leitbild. Die AOK tritt z.B. als „AOK- Die Gesundheitskasse" auf.[32]

Die AOK stellt sich somit als Gesundheitskasse dar. Dies ist seine Mission. Als Vision können folgende Aspekte aufgeführt werden:

- größte Krankenkasse in Niedersachsen/ Deutschland
- zuverlässiger Partner der Mitglieder
- Marktführerschaft in der Versorgung der breiten Bevölkerung

Nach der Festlegung der Mission und der Vision ist die Strategie zur Erreichung der Mission und der Vision wichtig. Bei der Erstellung der Strategie sind die vier Perspektiven zu beachten.

<u>1.Lernen und Entwicklung</u>

In diesem Punkt wird gesagt, dass ein Unternehmenserfolg nur durch die Mitarbeiter erreicht werden kann. Daher ist es wichtig, die eigenen Mitarbeiter den Aufgaben und den Stellen entsprechend zu schulen und sie mit den entsprechenden Aufgaben zu vertrauen. Gut ausgebildete und optimal ausgelastete Mitarbeiter erfüllen ihre Arbeit besser und sind

---

[32] vgl. www.aok-bv.de; Internet

motivierter. Konkrete Maßnahmen in Krankenkassen zur Mitarbeiterfort- und –weiterbildung sind Fortbildungslehrgänge in den jeweiligen Schulungszentren der einzelnen Krankenkassenarten (z.b. AOK Bildungszentrum in Sarstedt oder BKK Bildungszentrum in Erkner) oder das duale Studium an der FH WF/BS in Wolfsburg.

Durch Meinungsumfragen in der Belegschaft können ebenfalls Zustände unter den Mitarbeitern festgestellt werden und evtl. Verbesserungen durchgeführt werden.

Durch Investition in die Infrastruktur (neue und bessere PC's usw.) kann die Produktivität ebenfalls erhöht werden.

Dies kann auch durch leistungsbezogene Vergütungsansätze (z.b. Prämien bei besonders guten Tätigkeiten) erreicht werden.

Ein weiterer Ansatzpunkt zur Mitarbeiterweiterentwicklung ist die Teambildung zur Lösung bestimmter Aufgaben. Durch Brainstorming findet ein Wissensaustausch untereinander statt.

2. Interne Geschäftsprozesse

Hier sollen die einzelnen Prozessschritte aufeinander abgestimmt werden. Als ein konkretes Beispiel kann man die Abläufe in der Krankengeldabteilung nehmen. Eine Arbeitsunfähigkeitsbescheinigung wird mittlerweile nicht mehr manuell vom Krankengeldsachbearbeiter eingegeben. Es wird per Scanner eingelesen. Der Sachbearbeiter erhält die Meldung in seinem PC, wer von welchem Zeitpunkt an, für wie lange arbeitsunfähig ist. Es ist daher wichtig, dass die Bescheinigungen sofort eingelesen werden und der Sachbearbeiter unverzüglich die Meldung erhält, damit er den Fall anlegen und entsprechend bearbeiten kann. Nur so kann eine rechtzeitige Auszahlung des Krankengeldes erfolgen.

Eine weitere Voraussetzung für die Optimierung der Geschäftsprozesse, ist der gute Zustand der IT-Infrastruktur. Die Investition in diesen Bereich gehört in die Lern- und Entwicklungsphase. Hieraus ist erkennbar, dass diese Bereiche miteinander verzahnt sind.

3. Kundenziele

In diesem Kapitel wird die Strategie aus Sicht des Kunden betrachtet. Seine Wünsche und Bedürfnisse stehen hier im Mittelpunkt. Diese gilt es unter gesetzlich vorgegebenen Voraussetzungen optimal zu erfüllen.

In dem Krankengeld-Beispiel ist das Mitglied zufrieden, wenn er rechtzeitig sein Krankengeld erhält. Zusätzlich zum Erhalt des Krankengeldes ist er dadurch zufrieden zu stellen, wenn Maßnahmen zur Wiedererlangung der Gesundheit angeboten werden (z.b. Kranken- oder Wassergymnastik bei Rückenbeschwerden).

Das setzt aber wiederum die optimale Zusammenarbeit von verschiedenen Abteilungen (hier: Krankengeld- und Heilmittelabteilung) sowie die Optimierung der Prozesse voraus.

4. Finanzziele

Die Krankenkasse hat die Beiträge so zu bemessen, so dass die zusammen mit den sonstigen Einnahmen die im Haushaltsplan vorgesehenen Ausgaben und die vorgeschriebene Auffüllung der Rücklage decken (vgl. § 220 Abs. 1 Satz 2 SGB V). Eine Gewinnabsicht ist somit nicht vorhanden. Krankenkassen gehören folglich zum Non-Profit-Sektor. Sie sind formell strukturiert, sind organisatorisch unabhängig vom Staat, nicht gewinnorientiert und haben eine eigenständige Verwaltung. Also erfüllen sie die Voraussetzungen für Institutionen aus dem Non-Profit-Sektor.[33]

Trotz der Tatsache, dass bei den Krankenkassen die Gewinnerzielung nicht im Vordergrund steht, haben sie finanzielle Ziele.

Zunächst einmal versucht die Krankenkasse die Leistungsausgaben zu minimieren. Bei der Leistungsgewährung ist zu beachten, dass die Leistungen wirksam und wirtschaftlich erbracht und nur im notwendigen Umfang in Anspruch genommen werden (vgl. § 2 Abs. 4 SGB V).

Außerdem ist die Politik (durch Reformen und Gesetze, wie z.B. die Gesundheitsreform 2007 (GKV-WSG), die im Wesentlichen am 1. April 2007 in Kraft getreten ist)[34] seit ca. 30 Jahren bemüht, die GKV finanzierbar zu halten. Das bedeutet in erster Linie, dass die Beiträge der Arbeitnehmer und Arbeitgeber, die an die Krankenkasse gezahlt werden, so niedrig wie möglich sind. Ziel dieser Bemühungen ist es, die

---

[33] vgl. Tiebel (1998); Seite 7/8
[34] vgl. www.die-gesundheitsreform.de; Internet

Belastungen für Mitglieder und Arbeitgeber auf ein Minimum zu reduzieren.[35]

Der niedrige Beitragssatz zählt somit auch zu den Finanzzielen der Krankenkasse. Dadurch werden sowohl die Mitglieder als auch die Arbeitgeber weniger belastet. Dies wiederum führt zur Kundenzufriedenheit, was ein wichtiger Bestandteil der Kundenbindung und Kundentreue ist. Zudem können dadurch auch neue Mitglieder gewonnen werden, was höhere Beitragseinnahmen zur Folge hätte (mehrere Mitglieder führt zu höheren Beitragseinnahmen).

4 Fazit

In diesem Referat sollte die BSC dargestellt werden. Außerdem sollte gezeigt werden, ob und inwiefern ein Einsatz durch die Krankenkassen möglich ist.

Die BSC ist ein Instrument womit die Strategie herausgearbeitet wird, um ein vorher klar definierte Mission und Vision zu erreichen. Zur Entwicklung der Strategie findet hierbei eine Betrachtung durch 4 Perspektiven statt. Diese lauten:

- Lern- und Wachstumsperspektive
- Geschäftsprozessperspektive
- Kundenperspektive
- Finanzperspektive

In der „Ursache- und Wirkungskette" wird die Beziehung zueinander dargestellt.

Neben den einzelnen Perspektiven sind auch konkrete Aktionen zur Erreichung dieser Ziele von Bedeutung. Denn nur durch klar definierte und geplante Aktionen sind Ziele zu erreichen und die gewünschte Strategie zu erfüllen.[36]

Zur Messbarkeit der Zielerreichung gibt es Kennzahlen, die den Erfolg der Aktion darstellen. Auch hier findet eine Unterteilung statt. Es gibt monetäre und nichtmonetäre Größen sowie Früh- und Spätindikatoren.

---

[35] Vgl. www.aok.de; Internet
[36] vgl. Friedag/ Schmidt (2004); Seite 43-45

18

Kennzahlen sind bei einer BSC von grosser Bedeutung. Sie sind für alle 4 Ziele / Perspektiven aufzustellen und auch zu kontrollieren.

Die BSC wird zumeist an Produktionsunternehmen angewandt. Es ist aber auch an Dienstleistungsunternehmen einsetzbar. Krankenkassen gehören zum Dienstleistungssektor. Es zählt zwar zu den Non-Profit-Organisationen, doch durch Veränderungen der politischen und gesetzlichen Rahmenbedingungen ist es immer mehr dem dynamischen Wettbewerb ausgesetzt. Um in diesem Wettbewerb zu bestehen, hat es sich teilweise genauso zu verhalten wie ein privatwirtschaftliches Unternehmen. Es muss ein klares Leitbild und ein Leitziel besitzen und eine Strategie entwickeln, um diese zu erreichen. Dabei kann die BSC hilfreich sein. Durch Einbindung der BSC in die Unternehmensstrategie wird eine Verbesserung der internen Strukturen, die bessere Förderung der Mitarbeiter, höhere Kundenzufriedenheit und bessere Kundentreue erreicht. Das wirkt sich wiederum positiv auf die Finanzziele durch höhere Beitragseinnahmen durch den Anstieg der Mitgliederzahl aus.

Abschließend kann festgestellt werden, dass der Einsatz der BSC in der GKV möglich ist. Es ist aber zu beachten, dass die BSC nicht als ein zeitlich begrenztes Projekt angesehen werden sollte, sondern als ein fester Bestandteil der Unternehmensführung. Dazu ist es aber notwendig, dass jeder Mitarbeiter die Strategie der Krankenkasse kennt und auch verinnerlicht. Erst dann ist eine wirksame Umsetzung der Aktionen und somit das Festsetzen am Markt möglich.

VI Literaturverzeichnis

Bernhard, M.G./ Hoffschröer, S.; Report Balanced Scorecard: Strategien umsetzen, Prozesse steuern, Kennzahlensysteme entwickeln; 3. überarbeitete Auflage; Symposium Publishing; Düsseldorf 2003

Friedag, H.R/ Schmidt W.; Balanced Scorecard; 4. Auflage; Haufe Verlag; Freiburg im Breisgau 2002

Friedag, H.R/ Schmidt W.; My Balanced Scorecard; 3., vollständig überarbeitete und erweiterte Auflage; Haufe Verlag; Freiburg im Breisgau 2004

Gaiser B.; Greiner O.; Balanced Scorecard: Von der Mode zur Kunst in: Consulting-Jahrbuch, FAZ Verlag; Frankfurt 2002; S. 109-113

Greischel, P.; Balanced Scorecard; C. H. Beck Verlag; München 2003

Horváth, P.; Controlling; 8. Aufl.; Verlag Vahlen München 2001

Kaplan, R.S./ Norton, D.P.; Translating Strategy into Action: The Balanced Scorecard; Harvard Business School Press; Boston 1996

Kaplan, R.S./ Norton, D.P.; Balanced Scorecard; Schäffer-Poeschel Verlag; Stuttgart 1997

Müller, A.; Strategisches Management mit der Balanced Scorecard; Kohlhammer Verlag; 2. überarbeitete Auflage; Stuttgart 2005

Romeike, F.; Balanced Scorecard in Versicherungen; 1. Auflage; Gabler Verlag; Wiesbaden 2003

Scherer, A. G./ Alt J.M.; Balanced Scorecard in Verwaltung und Non-Profit-Organisationen; Schäffer-Poeschel Verlag; Stuttgart 2002

Sozialgesetzbuch (SGB V); Stand: 2006

Tiebel, C.; Strategisches Controlling in Non Profit Organisationen; Vahlen Verlag; Aachen 1998

Weber, J./ Schäffer U.; Einführung in das Controlling; 11., vollständig überarbeitete Auflage; Schäffer-Poeschel Verlag; Stuttgart 2006

Internetangaben

http://www.aok-bv.de; Stand: 25. November 2007

http://www.aok.de; Stand: 25. November 2007

http://www.die-gesundheitsreform.de; Stand: 25. November 2007

http://www.g-k-v.com; Stand: 25. November 2007